AF305859

DOCTEUR LARROUSSINIE

LA QUESTION

des

VERRES ISOMETROPES

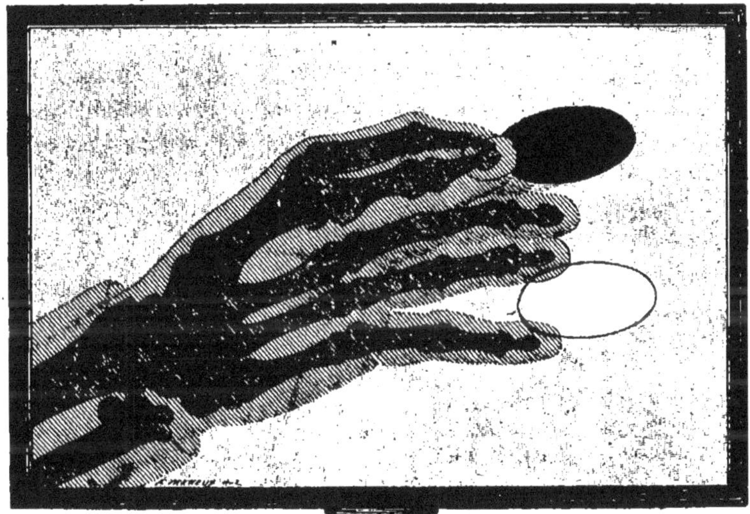

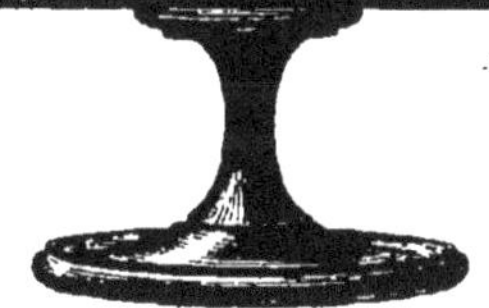

PARIS

LIBRAIRIE DE *LA REVUE MÉDICALE*

21, RUE CUJAS, 21

La Question
des
Verres Isométropes

D'APRÈS LES TRAVAUX DE

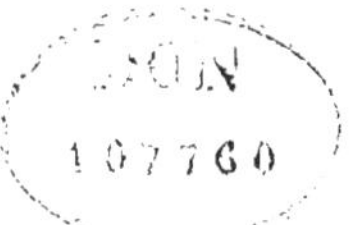

M. LE DOCTEUR CHARLES DE BOURGON,
ancien chef de Clinique aux Quinze-Vingts,
Lauréat de la Faculté de Médecine de Paris,
M. LE PROFESSEUR FORTUNATI,
membre de l'Académie Royale de Médecine de Rome,
M. LE DOCTEUR GALEZOWSKI, médecin-oculiste à Paris,
M. EMILE GAUTIER, directeur de *la Science française*,
M. LE DOCTEUR GOTTSCHALK, médecin-oculiste à Berlin,
M. GUERIN, licencié ès-sciences,
préparateur à la Faculté de Médecine de Paris,
M. LE DOCTEUR JAVAL, membre de l'Académie de Médecine,
M. LE DOCTEUR JEHIN DE PRUME,
président du *New-York Optical College*, professeur de physique optique
au Collège de pharmacie de Montréal.
M. LE DOCTEUR ès-sciences DENIS LANCE de Paris,
M. LE DOCTEUR LEU, médecin de l'Etat-Major de l'armée allemande,
M. LE DOCTEUR PARENT, médecin-oculiste à Paris,
M. HENRI DE PARVILLE,
rédacteur scientifique du *Journal Officiel de la République française*
et du *Journal des Débats*,
M. LE DOCTEUR TSCHERNING, médecin-oculiste à Paris,
M. LE DOCTEUR WOLFFBERG, médecin-oculiste à Breslau,
M. LE PROFESSEUR ZIEMINSKI, de l'Institut ophtalmologique de Varsovie,

*Les Archives d'Ophtalmologie, Le Recueil d'Ophtalmologie, La
Revue Médicale, L'Indépendance Médicale, La Revue Scientifique
de Paris, Le Journal des Sciences Médicales de Lille, La Deutsche
Medicinische Wochenschrift, L'Allgemeine Medicinische Central
Zeitung, La Technische Rundschau de Berlin, La Wochenschrift
fur Therapie und Hygiene des Auges de Breslau, La Revue Nord
und Sud, L'Allgemeine Wiener Medizinische Zeitung de Vienne,
La Kronika Lekarska de Varsovie, etc.*

PARIS
LIBRAIRIE DE *LA REVUE MÉDICALE*
21, RUE CUJAS, 21
1903

La Question

des

Verres Isométropes

Les verres Isométropes ont donné lieu dès leur apparition à de nombreuses études scientifiques auxquelles, très probablement, ne s'attendait guère leur inventeur qui semble n'avoir eu qu'une idée très simple, banale pourrait-on dire : l'idée de perfectionner, selon ses connaissances, les produits de son industrie.

N'est-il pas banal en effet qu'un fabricant cherche à faire mieux que ses devanciers, et dans ce but emploie des matières premières contenant le moins de défauts ? Tel a dû être certainement le point de départ de la conception des verres Isométropes, qui repose sur l'observation de ce fait bizarre que jusqu'alors on n'avait pas employé de verre d'optique, c'est-à-dire de verre raffiné, chimiquement et physiquement pur, pour les verres de lunettes. De quelques noms : *supérieurs*, *extra-blancs*... qu'on les eût décorés, ils étaient tous composés invariablement de verre vulgaire dit à vitres.

Cela est attesté en ces termes dans un ouvrage dont la préface a été écrite par le professeur Javal de Paris : « On se contente des matières les plus ordinaires, celles qui servent pour les carreaux des vitres ou des glaces, sans se préoccuper des stries, des filandres qui y règnent à l'état permanent et ont pour résultat de faire dévier, de briser les rayons lumineux au plus grand détriment d'une vision nette et de l'hygiène des yeux. » Ces lignes portent la date de 1889 (1).

Ainsi donc, depuis l'époque la plus lointaine où l'on puisse retrouver la preuve de l'existence des lunettes, c'est-à-dire dans les œuvres de Roger Bacon au xiii° siècle, et, en 1372, dans les comptes de la reine Jeanne d'Évreux où on lit : « Un véricle encerné en lunettes, prix 20 francs » ou dans une fresque de Tomaso de Modena de 1352 représentant le cardinal Hugone en train d'écrire avec un volumineux binocle sur le nez..... ainsi donc, disons-nous, depuis ces temps reculés jusqu'à nos jours, et malgré les admirables progrès de la science optique, on s'était contenté des verres à vitres pour les lunettes.

Après ces quelques siècles passés dans une routine stupéfiante, une innovation rompant ce long silence devait nécessairement attirer violemment l'attention de tous les spécialistes et de tous les intéressés ; et d'une certaine manière cela explique également les résistances attachées à des habitudes séculaires.

Cependant il faut bien admettre qu'en toute chose, en hygiène et en médecine surtout, les systèmes sont souvent corrigés, améliorés. Et même on ne devrait pas oublier que, dans l'oculistique, Képler eut en 1604 beaucoup de mal à faire prévaloir, devant les autorités scientifiques de l'époque, la théorie qui régit actuellement encore les lois de l'application des lunettes.

---

(1) G. J. Bull. *Lunettes et pince-nez*, avec une introduction par E. Javal. Paris, Masson 1889, page 32.

De prime abord, il paraît donc assez naturel qu'un fabricant, soucieux de réaliser des progrès, se soit affranchi de la routine et se soit dit, sans grand effort du reste, qu'on pouvait mettre sur ses yeux des verres qui n'aient plus « ni stries ni filandres déformant les images ».

Une fois dans cette voie, il était tout simple de s'inspirer des récents perfectionnements de la science optique, et d'utiliser les matières ayant permis de construire les objectifs de photographie qui donnent, par comparaison aux anciens appareils, un foyer égal avec des lentilles de courbures moins fortes.

Les principes des verres Isométropes reposent donc sur cette triple proposition :

1° Limpidité parfaite.

2° Absence de stries et filandres déformant les images.

3° Courbures moins fortes pour un foyer égal, et par conséquent moins de fatigue.

Plus tard, des savants, au cours de leurs travaux, ont remarqué que les verres Isométropes avaient en outre une propriété d'importance considérable, celle d'éliminer les fluorescences nuisibles à la vue, et qui sont contenues dans tout rayon lumineux ainsi que cela a été démontré par le célèbre Helmholtz.

Nous allons résumer succintement tout ce qui a été dit des verres Isométropes au point de vue de ces quatre principales qualités.

Hâtons-nous de dire toutefois que les verres Isométropes n'ont pas constitué un exemple qui aurait été sans précédent. Ainsi que tous les perfectionnements ou innovations en médecine, ils ont été contestés... au moins par un médecin. Et comme toujours, en matière commerciale, les intéressés ont fait et font encore grand usage d'attaques isolées et sommaires, sans avoir la bonne foi de mettre en regard les nombreuses et motivées attestations favorables. Tel a été le cas pour la très brève communication faite, exclusivement en son nom personnel, par M. Javal à l'Académie de Médecine.

Dans chacune des rubriques suivantes, nous nous imposons le devoir de reproduire sans en excepter une seule — et littéralement — les appréciations hostiles de M. Javal. Après avoir eu sous les yeux le pour et le contre, le lecteur pourra estimer la valeur des opinions de M. Javal, formulées du reste en termes d'une concision inusitée en matière scientifique et d'une vivacité inaccoutumée sous la coupole ; conclusions qui, d'ailleurs, n'ont été l'objet d'aucune sanction de la part de l'Académie de Médecine.

Limpidité

« La transparence des verres Isométropes est plus parfaite » disent les comptes-rendus officiels de la Société
d'Ophtalmologic de Paris (*Recueil d'Ophtalmologie* n° 5,
Mai 1896, Rapport du Dr Galezowski).

« La clarté et la limpidité des verres Isométropes sont,
sans conteste possible, supérieures à celle du crown et à
celles du flint même d'excellente qualité » dit le professeur Fortunati à l'Académie Royale de Médecine de
Rome (1).

Un article de la *Revue Scientifique*, dirigée par le professeur Charles Richet, membre de l'Académie de Médecine
de Paris, dit : « Le résultat matériel de la combinaison de
la matière Isométrope, visible pour tout le monde, est une
blancheur éclatante (2) ».

M. Javal, de son côté, dit : « Les verres Isométropes sont plus transparents mais cela n'a pas d'importance (3) ».

Comment est-ce que dans la vision ordinaire, la transparence, c'est-à-dire la clarté, n'aurait pas d'importance ?
C'est ce que ce savant n'a pas ajouté.

En tout cas, que les verres Isométropes soient plus
transparents, on peut le retenir, et cela se trouve affirmé du
même coup par MM. Druault et Tscherning qui sont ci-
tés par M. Javal comme travaillant sous ses ordres (3).

---

(1) *Bulletino della P. Academia medica de Roma, Anno* XXII 1896-97
Fasc. IV et V.
(2) *Revue Scientifique* 4° série Tome 7, n° 16, f° 506.
(3) *Bulletin de l'Académie de Médecine.*

M. Henri de Parville, dans la *Revue des Sciences* du *Journal des Débats* dit : « La matière est blanche, d'une pureté admirable (1) ».

D'un long article publié par l'*Allgemeine Medicinische central Zeitung de Berlin*, nous détachons ceci : « Une autre qualité des verres Isométropes est sa grande transparence... le verre Isométrope fait oublier complètement à ceux qui le portent qu'ils se servent de lunettes (2) ».

D'une communication de M. le docteur Jehin de Prume, Président du *New York optical College*, professeur de physique optique au Collège de Pharmacie de Montréal, nous extrayons les lignes suivantes : « J'ai pu observer dans les verres Isométropes une transparence plus parfaite que dans les autres verres, ce qui est un avantage très précieux (3). »

Dans la *Revue Médicale*, M. Guérin, licencié ès-sciences, préparateur à la Faculté de médecine de Paris, dit : « La matière Isométrope est parfaitement blanche, éminemment transparente... tandis que les anciennes matières laissaient plus qu'à désirer sous le rapport de la limpidité (4)... »

Dans la chronique scientifique du journal la *Presse*, le docteur ès-sciences Denis Lance dit « Les verres Isométropes sont d'une blancheur éclatante (5)... »

---

(1) Henri de Parville, *Revue des Sciences du Journal des Débats*, nº du 11 mars 1897.

(2) Thérapeutische Notizen in : *Allgemeine medicinische central Zeitung*, 29 mai 1897, nº 43, p. 548.

(3). Communication de M. le docteur Jehin de Prume, Président du « New York optical college », Professeur de physique optique au Collège de Montréal.

(4) *Revue Médicale*, 18 mai 1898, nº 202.

(5) *Chronique scientifique* du docteur ès-sciences, Denis Lance, *La Presse* du 28 mai 1897.

Le Dr de Bourgon, ancien chef de clinique aux Quinze-Vingts, dans son savant ouvrage intitulé *Les verres Isométropes* (1), dit : « Le véritable avantage des verres Isométropes réside dans leur merveilleuse transparence, dans leur limpidité immaculée... »

Il n'est donc pas douteux que les verres Isométropes sont, sans conteste possible, plus transparents que les autres.

Cela leur donne-t-il une supériorité ? Poser la question, c'est la résoudre par l'affirmative ; le contraire, à moins d'irréflexion, ne saurait venir à l'idée de personne.

----

(1) Dr de Bourgon *Les Verres Isométropes*, 1 vol. in-8° avec 5 pl. hors-texte et 6 figures, p. 73. Paris, Maloine, éditeur, 23-25, rue de l'Ecole-de-Médecine.

L'ouvrage du Dr de Bourgon traitant, avec une rare compétence, la question des verres isométropes, donnant dans son livre le tableau des calculs qui motivent chacune de ses assertions, a été l'objet des éloges des plus flatteurs de la part des journaux médicaux. Nous citerons à titre d'exemple les lignes suivantes extraites de *L'Indépendance Médicale* : « C'est un travail des plus sérieux et des plus complets sur la question très intéressante de l'introduction en lunetterie des verres d'optique à constantes précises. Se tenant également éloigné des controverses un peu superficielles qui ont eu lieu il y a quelques temps, l'auteur a pris pour base l'étude comparative et raisonnée du verre dit Isométrope et des autres verres employés jusqu'ici. Il a traité avec une rare érudition toutes les questions qui se rattachent à son sujet : technologie, physique appliquée, analyse mathématique, etc. A l'appui de ses déductions, l'auteur donne des formules savantes, des calculs détaillés, des figures explicatives et des planches hors texte..... A part les conséquences pratiques que les médecins ophtalmologistes pourront tirer de cette étude du Dr de Bourgon, elle sera longtemps consultée par tous ceux qui voudront non seulement étudier le verre Isométrope, mais aussi posséder des documents précis sur le verre optique en général ».

Du *Journal des Sciences médicales de Lille* : « Dans ce livre, l'étude des propriétés géométriques est précédée de formules savantes, de calculs détaillés, de figures explicatives et de planches hors texte, elle a trait à l'aberration de sphéricité des lentilles en verre Isométrope et en verre Extra-blanc et à l'aberration de réfrangibilité dont l'auteur a dressé des tableaux. En résumé, ce livre est un travail sérieux et documenté sur la préparation et les propriétés des verres en général et en particulier des verres Isométropes. »

Homogénéité de la Matière

Absence de stries et filandres

L'importance de l'homogénéité d'un verre de lunette n'a pour ainsi dire pas besoin d'être démontrée ; elle est d'ailleurs indiquée nettement par ces lignes déjà citées plus haut : « On se contente, pour les verres de lunettes, des matières les plus ordinaires, celles qui servent pour les carreaux de vitres ou les glaces, sans se préoccuper des stries ou filandres qui y règnent à l'état permanent et ont pour résultat de faire dévier, de briser les rayons lumineux au plus grand détriment d'une vision nette et de l'hygiène des yeux. » Ces lignes, nous l'avons dit, sont extraites d'un ouvrage dont l'introduction est signée par le Dr Javal.

Aussi doit-on regretter que, dans les quelques mots dits à l'Académie de Médecine par ce savant sur les verres Isométropes, il ait omis de parler de cette question, grave cependant comme on le voit. Nous ne pouvons donc, sous le rapport de l'homogénéité, retenir le nom de M. Javal que pour attester les défauts sérieux des verres non homogènes employés ordinairement dans la lunetterie.

L'importance de l'homogénéité a été traitée avec soin et compétence, à l'Académie Royale de médecine de Rome, par le professeur Fortunati qui dit : « De ce travail, il résulte que le véritable avantage des verres Isométropes réside dans l'homogénéité parfaite de leur matière, propriété qui n'a pas encore été rencontrée à un aussi haut degré dans les crowns les plus soignés, employés jusqu'à ce jour (1). »

Le Dr Wolfberg, de Breslau, dit : « Le verre Isométrope est absolument dépourvu de stries et de filandres (2). »

Le procès-verbal de la Société d'Ophtalmologie porte ces mots : « Avec les verres Isométropes, les dangers de déformation des images sont moindres qu'avec les verres ordinaires (3). »

Le rédacteur de l'*Allgemeine medicinische central Zeitung* dit : « Une autre qualité du nouveau verre est l'absence absolue de stries, les verres contiennent habituellement une grande quantité de stries, de là, un affaiblissement considérable des rayons lumineux (4). »

Décrivant une expérience de laboratoire dont il donne tous les détails, le Dr de Bourgon en résume ainsi les résultats : «..... On constate alors dans les verres Isométropes une absence absolue de fils, stries ; l'homogénéité est parfaite et démontrée, bien simplement et très scientifiquement, par une expérience facile à répéter (5). »

La Revue scientifique s'exprime en ces termes : « On trouve dans les verres Isométropes, une homogénéité parfaite, sans stries ni filandres, de sorte que le passage des rayons lumineux n'est obstrué en rien (6). »

M. Henri de Parville dit : « Quand on regarde les nouveaux verres par la tranche on n'aperçoit plus trace de ces

---

(1) *Bulletino della R. Academia medica di Roma Anno* XXII, 1896-97, Fasc. IV et V.
(2) Dr Wolfberg, médecin-ophtalmologiste à Breslau. *Une nouvelle et remarquable qualité des verres Isométropes*. Traduit de l'allemand. Maloine, éditeur, Paris, 23-25, rue de l'École-de-Médecine.
(3) Société d'Ophtalmologie. Séance du 11 avril 1896.
(4) *Allgemeine Central medicinische Zeitung* du 29 mai 1897.
(5) Dr de Bourgon, *Les Verres Isométropes*, p. 72.
(6) *Revue scientifique*, du 17 avril 1897.

fils de filasse qui se voient dans les verres ordinaires du commerce (1). »

On lit dans *La Revue Médicale* : « Les verres Isométropes sont taillés dans une matière optique absolument pure, c'est leur premier et indéniable avantage sur les verres ordinaires pris dans le verre à vitres. C'est un progrès évident, et le plus grand étonnement vient, à coup sûr, de ce qu'on ait attendu aussi longtemps pour le réaliser (2). »

Le docteur ès-sciences Denis Lance dit de son côté : « Taillés dans une matière optique nouvelle composée de sept produits différents mélangés avec des soins délicats, les verres Isométropes sont d'une homogénéité parfaite sans stries ni filandres (3). »

Le Prof. Jehin de Prume, de New-York, confirme les opinions précédentes par ces mots : « La matière Isométrope très affinée est débarrassée de toutes les stries et filandres qui brisent les rayons et dénaturent les images (4). »

Nous croyons pouvoir arrêter là ces citations, la démonstration est faite, pensons nous, que les verres Isométropes sont dépourvus de stries et filandres déformant les images, nuisibles à la vue ainsi que c'est reconnu par tous les praticiens, et en particulier dans l'ouvrage cité plus haut et publié avec une préface de M. Javal.

---

(1) Chronique scientifique du *Journal des Débats* du 11 mars 1897.
(2) *Revue médicale* du 18 mai 1898.
(3) Chronique scientifique du journal *La Presse* du 26 mai 1897.
(4) Communication de M. le Dr Jehin de Prume, Président du New-York optical Collège, Professeur de physique optique au Collège de Montréal.

Courbures moins fortes

pour un foyer égal

A l'égard de cette propriété des verres Isométropes qui implique une moindre fatigue pour celui qui s'en sert, les témoignages sont nombreux également.

Nous extrayons ce qui suit du procès-verbal de la Société d'Ophtalmologie : « La supériorité des verres Isométropes consiste en ce qu'on obtient un même foyer avec un rayon de courbure beaucoup moins fort qu'avec les verres ordinaires (1). »

La *Revue scientifique,* dirigée par le Professeur Charles Richet, membre de l'Académie de médecine, s'exprime ainsi : « Mais le résultat optique autrement intéressant est d'obtenir un indice de réfraction plus élevé que dans les verres ordinaires et, par suite, de pouvoir construire des verres moins forts de courbure, ayant par conséquent moins d'aberrations de sphéricité. On sait qu'une lentille — et chaque verre de lunette n'est autre qu'une lentille — est d'autant meilleure, donne une vision d'autant plus distincte sans fatigue, qu'elle a moins d'aberration de sphéricité.

« On comprendra très facilement l'économie des verres Isométropes en disant qu'un myope ou presbyte portant du n° 12 par exemple, aura des verres moins forts de 39 millimètres de courbure ; pour le n° 20, la différence en faveur des verres Isométropes sera de 64 millimètres et

---

(1) Séance de la Société d'Ophtalmologie du 11 avril 1896.

ainsi de suite pour tous les degrés de myopie ou de presbytie (1). »

M. Javal, à l'Académie de médecine de Paris, et par conséquent avec lui, MM. Druault et Tscherning, reconnaissent en faveur des verres Isométropes une différence de courbure d'environ 8 0/0 (2) et M. Javal ajoute que cela est tout à fait insignifiant. C'est textuellement ce qu'il dit et on avouera qu'il est assez difficile d'admettre que 8 0/0 soit un chiffre négligeable et insignifiant. Ce docteur est du reste en désaccord sur ce point avec des oculistes non moins célèbres, avec le Dr Galezowski (3), avec le Prof. Fortunati de l'Académie royale de médecine de Rome (4), avec le Dr Parent (5), dont les travaux oculistiques sont connus du monde entier, avec le Dr Wolffberg de Breslau, auteur de nombreux ouvrages sur l'ophtalmologie (6), avec le professeur Jehin de Prume, Président du New York optical College, professeur de physique optique au Collège de Montréal, et avec le Dr de Bourgon, ancien chef de clinique aux Quinze-Vingts.

Celui-ci, qui dans ses calculs a pris en considération la formule de M. Tscherning (7) :

$$R = Ro \left(1 + \frac{Y^2 Ro^2}{2 \, n^2 \, (n-1)^2 \, 10^6}\right.$$

conclut que l'aberration de sphéricité des lentilles en matière isométrope est beaucoup plus faible que celle « des lentilles communément employées dans la lunetterie (8) »

___

(1) *Revue scientifique*, 17 avril 1898.
(2) *Bulletin de l'Académie de médecine.*
(3) Séance de la Société d'Ophtalmologie du 14 avril 1896.
(4) Académie royale de médecine de Rome. — Professeur Fortunati.
(5) *Archives d'Ophtalmologie* d'octobre 1897.
(6) *Wochenschrift für Therapie und Hygiene des Auges*, N° du 1er octobre 1897.
(7) Dr de Bourgon, *Les Verres Isométropes* p. 150.
(8) D° p. 149.

et avant, il avait dit : « Il est donc prouvé que le rayon de courbure d'une lentille Isométrope est plus grand que celui d'une lentille en verres de lunettes du commerce, et que cette différence est loin d'être négligeable puisque cette augmentation est d'environ 1/9 de la distance focale. C'est ainsi qu'une lentille en verres de lunettes ayant 1 mètre de rayon mesure en matière isométrope 1 m., 1184... De cette différence de rayons, tout en faveur des verres isométropes découle, ainsi que nous le verrons ultérieurement, des conséquences au point de vue pratique (1). »

Du savant article publié par l'*Allgemeine Medicinische central Zeitung*, il faut citer les lignes suivantes :

« ..... De cette formule $\dfrac{1}{F} = \dfrac{2\,(n-1)}{R}$, il résulte donc que les rayons de courbure des verres isométropes sont dans la proportion $\dfrac{0,5778}{0,5295}$, c'est-à-dire 9 0/0 plus grands..... Cet agrandissement des rayons de courbure, qui progresse naturellement pour chaque numéro de verre, produit une diminution de l'aberration sphérique et est, par conséquent, d'un grand avantage pour tous ceux qui sont forcés pour travailler d'employer un verre correcteur (2). »

Sont de la même opinion, le Dr Leu de Berlin, médecin de l'Etat-major de l'armée allemande, et le Professeur Zieminski de Varsovie. Enfin le Prof. Jehin de Prume de New-York s'exprime ainsi : « Les courbures des verres Isométropes sont plus faibles de dix à douze pour cent, pour un foyer égal à celui des autres verres, ce qui réalise une moindre fatigue pour les yeux (3). »

---

(1) Dr de Bourgon. *Les Verres Isométropes*, p. 133.
(2) *Allgemeine medicinische central Zeitung* du 29 mai 1897.
(3) *Deutsche medicinische Wochenschift* du 1ᵉʳ juillet 1897 et *Kronika Lekarska* de Varsovie du 7 octobre 1897. Communication de M. le Dr Jehin de Prume de New-York.

Le point qui a peut-être soulevé le plus de controverses est celui qui a été touché à l'Académie de médecine par M. Javal dans sa très brève communication — elle ne compte que 23 lignes, format in-18, ce qui est peu à côté des importants travaux du Dr de Bourgon (192 pages in-8°), du Professeur Fortunati avec ses calculs et expériences, du Dr Wolffberg, etc., etc.

C'est peut-être le lieu de répéter que les paroles de M. Javal à l'Académie de médecine n'ont été qu'une communication, émanant de son initiative privée, sur un « travail fait à son instigation, et qu'il a déclaré n'avoir pas vérifié, mais dont il prenait cependant toute la responsabilité (1). »

Il a dit : « La dispersion plus grande (moitié en plus) a pour inconvénient, dans le cas de verres convexes, d'augmenter le chromatisme de l'œil plus que ne le font les verres ordinaires du commerce. »

Est-ce un défaut?

M. Javal lui-même va répondre, car il ajoute aussitôt : « Mais c'est un inconvénient léger en présence du chiffre considérable de l'aberration chromatique de l'œil humain (2). »

Sa dernière assertion est d'ailleurs conforme aux données les plus connues de la science. Le Dr de Bourgon, qui a étudié avec un soin si minutieux toutes les controverses relatives aux verres Isométropes, dit à ce propos : «... L'aberration de réfrangilibité de l'œil porte très peu de préjudice à la vision, et on pourrait démontrer que la faible aberration surajoutée par des verres quelconques en porte aussi très peu. Nous renvoyons pour cette démonstration intéressante, exigeant l'intervention du haut calcul

---

(1) Bulletin de l'Académie de médecine.
(2) *Ibid.*

à cause de sa longueur, au merveilleux ouvrage de Helmholtz (1), nous contentant de citer la conclusion de son étude mathématique sur ce point particulier : « Ces circonstances (il s'agit de la nature des courbes réprésentant les fonctions) expliquent pourquoi l'aberration chromatique de l'œil porte si peu de préjudice à la netteté de la vision. Après avoir disposé un système de lentilles capables de rendre mon œil achromatique je n'ai pas trouvé que la netteté de ma vision en fût sensiblement augmentée. » Et après avoir exposé en détail l'expérience de Helmholtz, le Dr de Bourgon ajoute : «..... Nous sommes logiquement obligés de conclure que la différence entre l'aberration de réfrangibilité de la matière isométrope et le verre extra-blanc est *absolument négligeable tant au point de vue théorique que pratique* (2). »

S'étant arrêté à l'objection de M. Javal, M. Guérin, licencié ès-sciences, Préparateur à la Faculté de médecine, a fait, dans la *Revue Médicale*, les remarques suivantes : «..... Sur les questions discutées par les savants, surtout par les médecins, il n'existe pas d'accord parfait ; c'est vieux comme le monde : Hippocrate dit oui, Galien dit non.

» C'est ainsi qu'à propos des verres isométropes, on a vu soulever la question des aberrations chromatiques provoquées par un indice de dispersion plus élevé que dans le verre ordinaire. Les auteurs de cette objection se sont du reste empressés de reconnaître que c'était négligeable, vu la somme considérable d'aberration chromatique de l'œil humain.

» Cette réserve était prudente. En effet, l'aberration chromatique de l'œil humain normal ne mesure pas moins de

____

(1) Helmholtz *Optique physiologique*, p. 180-185 inclus.
(2) De Bourgon *Les Verres Isométropes* p. 176.

Tableau synoptique

des rapports qui existent entre les courbures

DES

verres de lunettes ordinaires

et les courbures

DES

VERRES ISOMÉTROPES

DIOPTRIES ou MÉTRIQUES	Rayon de courbure des Verres ordinaires	Rayon de courbure des Verres Isométropes	Différence en faveur des Verres Isométropes
0.25	4000 m/m	4640 m/m	640 m/m
0.50	2000	2320	320 »
0.75	1333	1550	217
1	1000	1160	160
1.25	800	950	150
1.50	666	773	107
1.75	571	663	92
2	500	580	80
2.25	444	515	71
2.50	405	464	59
3	333	386	53
3.50	286	331	45
4	250	290	40
4.50	222	258	36
5	200	232	32
5.50	182	211	29
6	166	193	27
7	143	166	23
8	125	145	20
9	111	129	18
10	100	116	16
11	91	105.5	14.5
12	83	96.5	13.5
13	77	89.25	12.25
14	71	82.8	11.8
15	67	77.3	10.3
16	62	72.5	10.5
17	59	68.2	9.2
18	55	64.5	9.5
20	50	58	8

1 dioptrie 25, c'est-à-dire la longueur énorme de 75 centimètres. On peut en conclure facilement que tout ce qu'on
fera en verre d'optique ne pourra pas jouer un grand rôle dans
la correction ou l'aggravation de ce défaut naturel de l'œil.
S'il fallait une autorité compétente à l'appui de cette théorie
on pourrait invoquer Helmholtz (*Optique physiologique,
page 185*) où il décrit la formation chromatique de l'œil (1) ».

____

(1) *Revue Médicale* du 18 mai 1897.

Action des rayons ultra-violets
sur la matière isométrope

Ainsi qu'on vient de le voir, les savants ne s'étaient occupés des verres Isométropes qu'au triple point de vue

de la clarté,

de l'homogénéité de la matière,

et de l'indice de réfraction permettant d'obtenir des courbures moins fortes,

et ils avaient été unanimes à reconnaître leur supériorité sur les verres du commerce quels qu'ils fussent.

Une expérience, décrite par M. Emile Gautier dans la *Science Française*, allait bientôt révéler une nouvelle et inattendue supériorité des verres Isométropes. Nous extrayons de l'article de ce savant publiciste les lignes suivantes :

» L'œil humain est un instrument si défectueux que, comme disait Helmholtz, lequel apparemment devait s'y connaître, le plus mince opticien, à la condition de savoir un peu son métier, n'aurait pas manqué de créer quelque chose de tout à fait supérieur.

» Entres autres exemples, on peut dire que, n'était une sorte d'accoutumance héritée, l'œil ne saurait s'accommoder des rayons violets et ultra-violets qui le frappent (les premiers, et dont les phosphorescences et la fluorescence brouillent les images, fatiguent l'organe et gênent la vision.

» Toutle monde sait en effet que la lumière, qui nous paraït blanche, est réellement formée de la combinaison des sept nuances du spectre : rouge, orangé, jaune, vert, bleu indigo, violet. Sur un assez grand espace par delà le violet où l'œil ne discerne plus rien, se dispersent et s'étalent encore un grand nombre de rayons qui, pour être invisibles, n'en sont pas moins d'une incontestable réalité. Ce sont les rayons chimiques dont les révélations n'ont rien à envier aux surprises des rayons simplement lumineux. N'est-ce pas dans *l'ultra-violet* que s'accomplissent les miracles de la photographie et les diableries des rayons X ? Il n'est pas douteux que c'est à l'enseigne ultra-violette que logent les rayons X.

» Ceci posé, il est bon de se rappeler que si les rayons ultra-violets sont infiniment utiles aux photographes et aux radioscopistes, ils sont au contraire tout ce qu'il y a de plus fâcheux pour les simples mortels comme vous et moi.

» Il n'est pourtant pas possible de supprimer les rayons violets et ultra-violets qui accompagnent et précèdent les autres radiations du spectre. Force est de vivre et de voir avec l'ennemi. Mais ne serait-il pas possible au moins, par une sorte de tamisage prémédité, de neutraliser artificiellement leur action pertubatrice ?

» On vient précisément de me montrer des expériences faciles à répéter dans le premier cabinet de physique venu, et qui attestent que ce n'est pas le moins du monde une utopie.

» Enveloppez de papier noir une plaque sensible. Placez sur ce papier noir, à côté des verres isométropes, toutes les variétés connues de verres de lunettes généralement quelconques, et soumettez le tout à l'action des rayons Roentgen. Après le nombre de minutes de pose derigueur, vous obtiendrez ce résultat saisissant que, sur la plaque, tous les emplacements correspondants aux verres ordinaires, y compris le cristal de roche, seront opaques, tandis que l'emplacement des verres isométropes sera resté d'une limpidité, d'une transparence et d'une blancheur éclatante.

» Voilà ce que j'ai vu, voilà ce que tout un chacun peut voir, si le cœur lui en dit.

» La grave question des rayons ultra-violets paraît donc liquidée, et la démonstration est faite que les verres isométropes sont, en raison de leur nature spéciale, susceptibles de cribler un pinceau lumineux, de façon à protéger l'œil contre les éléments superflus ou nuisibles (1). »

A la séance de l'Académie des Sciences du 18 janvier 1899, lecture était donnée de la communication suivante : « Les verres isométropes et une variété des verres employés dans la lunetterie, y compris le cristal de roche et les verres fumés, ont été soumis à l'action des rayons Roentgen ; sur le cliché on constate que les rayons ont passé partout, excepté à travers le verre Isométrope, lequel laisse une tache absolument transparente, on dirait qu'au lieu de verre on a placé là une ellipse de cuivre. Le verre fumé, teinte N° 12 (la plus foncée), a au contraire à peine arrêté les rayons X. »

Le docteur de Bourgon, ancien chef de clinique aux Quinze-Vingts, a refait l'expérience de M. Emile Gautier, en se servant de sept sortes de verres plans de même épaisseur qui étaient les suivants :

Verre Isométrope.

Verre extra blanc du commerce.

Verre bleu clair.

Verre bleu très foncé.

---

(1) La *Science Française* du 7 janvier 1898.

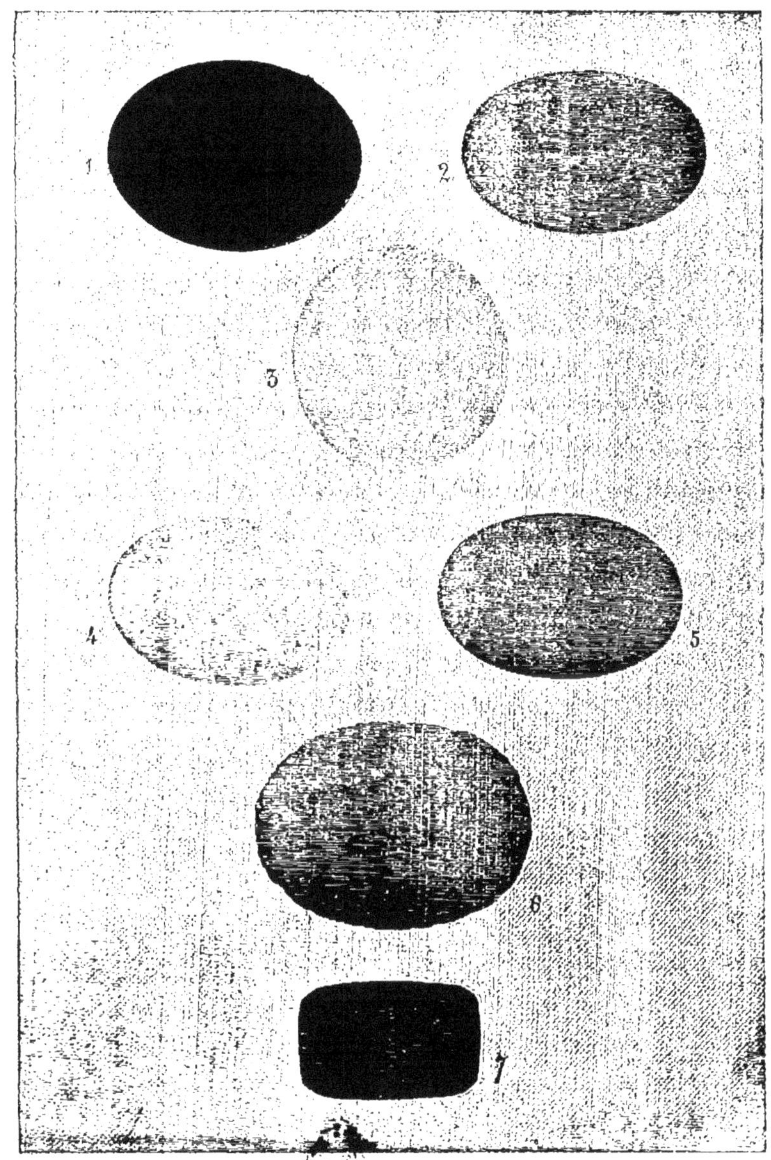

*Passage des rayons X à travers les différents verres
employés en lunetterie et placés sous une toile métallique*

1. Verre isométrope. 2. Verre extra-blanc du commerce. 3. Verre bleu clair.
4. Verre bleu très foncé. 5. Verre gros vert très foncé. 6. Cristal de roche
taillé parallèlement à l'axe. 7. Verre très foncé (teinte n° 12).

Verre gros vert très foncé.

Cristal de roche.

Verre fumé n° 7.

Verre noir presque opaque.

« L'épreuve est concluante, dit-il, le verre isométrope seul ne laisse pas passer les rayons Roentgen ; dans ce cas particulier, il jouit d'une opacité absolue (1). »

A cette expérience, le docteur de Bourgon en a ajouté deux autres qu'il décrit dans son ouvrage si complet, si remarquablement et si scientifiquement documenté :

« 2ᵉ *Expérience*. — Nous avons, dit-il, employé le même dispositif précédent, les verres expérimentés sont les mêmes mais nous les avons recouverts d'une fine toile métallique en cuivre ; le courant d'une intensité de 13,5 ampères, d'une force électro-motrice de 35 volts, donnant une étincelle de 15 centimètres, a passé dans l'ampoule de Crookes pendant 5 minutes. Absolument saisissante, l'épreuve montre l'interruption subite de la toile métallique au niveau du verre isométrope, et dissipe tous les doutes de ceux qui pourraient être étonnés de ces résultats absolument stupéfiants, il faut l'avouer, car il s'agit ici d'un verre absolument transparent, de densité relativement légère, et non d'un flint opaque, lourd comme du plomb.

« 3ᵉ *Expérience*.— Derrière un écran éclairé vivement par l'ampoule de Crookes dans les conditions d'intensité et de force motrice citées plus haut, on étend la main tenant un verre isométrope et un verre fumé n° 12. Immédiatement l'ossature de la main se dessine avec la netteté bien connue, sur l'écran éclairé, et le verre isométrope apparaît absolument noir, opaque, aussi opaque que le

____

(1) Dr de Bourgon *Les Verres Isométropes*, p. 113.

bouton d'or porté à notre manchette ; au-dessous, le verre noir est absolument translucide. Ce spectacle du renversement de phénomènes observé à la lumière ordinaire est absolument saisissant. A la lumière du jour, en effet, on a entre les doigts un verre absolument noir, au travers duquel il est impossible de distinguer aucun objet, et un verre d'une transparence absolue ; les rayons X entrent en jeu et le transparent devient opaque, l'opaque est changé en transparent. Le verre isométrope si homogène, si translucide qu'il semblait ne pas exister, devient aussi impénétrable à la lumière que l'épais bouton de manchettes métallique (1). »

Ces expériences si concluantes ont conduit le docteur de Bourgon à étudier directement l'action des rayons ultra-violets sur les verres Isométropes.

Passant en revue les travaux des savants qui, depuis Stokes (2) Brucke, Helmholtz et autres, démontrent l'existence des fluorescences causées dans les organes de l'œil par les rayons ultra-violets, et reproduisant cette conclusion de Helmholtz : «... Il est facile de constater sur un vivant que la cornée et le cristallin manifestent eux-mêmes un certain degré de fluorescence lorsqu'ils sont frappés par la lumière violette ou ultra-violette »(3), l'éminent praticien ajoute : « Puisque cette fluorescence ne peut être qu'une gêne pour la vision ou du moins une cause de fatigue pour la rétine, attendu que c'est une des raisons principales pour lesquelles on prescrit les verres teintés, il serait très intéressant, même d'un intérêt capital, de

---

(1) Dr de Bourgon, *Les Verres Isométropes*, p. 114 et 115.
(2) Stokes, — *Trans. phil. jour.*, 1852 p. 463 « Annales de Chimie et de Physique », 3ᵉ série t. 38 p. 49.
(3) Helmholtz *Optique physiologique*, p. 48 et Dr de Bourgon, p. 119.

trouver une matière transparente qui arrête les rayons ultra-violets.

« La matière isométrope remplit cette condition dans des proportions fort appréciables. »

Et il donne tous les détails de l'expérience très curieuse qu'il a faite, dit-il, avec la savante collaboration de M. Albert Peignot, du Conservatoire des Arts et Métiers (1) afin de recueillir sur une plaque sensible les effets des rayons ultra-violets à travers 4 verres : Isométrope, ardoise, cristal de roche, extra-blanc du commerce.

Dispositif destiné à obtenir la photographie des rayons ultra-violets après leur passage à travers les diverses matières transparentes employées en lunetterie

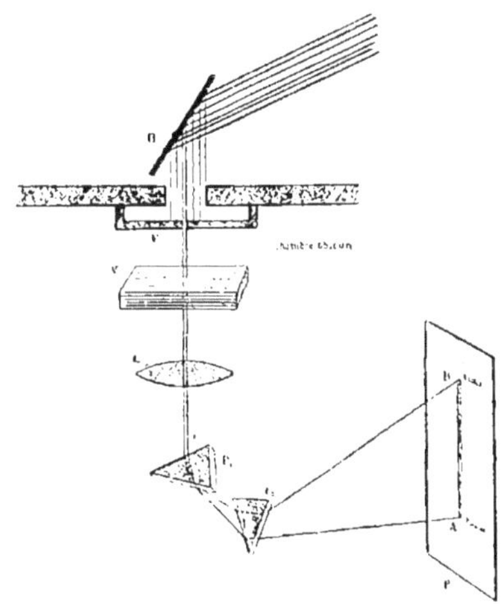

Légende. — H. Héliostat; F. Fente à diamètre variable (dans le cas particulier, son diamètre est égal à 3/10 mm.); V. Lames rectangulaires en matière transparente et variable. (Crown-Cristal de roche — Matière isométrope, etc.); L. Lentille biconvexe en quartz pur ; P¹. P². Prismes en quartz pur ; P. Plaque photographique ; A. B. Spectre lumineux.

(1) *Une nouvelle et remarquable qualité des Verres Isométropes*, p. 16, Paris, Maloine éditeur, 1899.

Le dispositif employé consiste principalement à se servir d'un héliostat, d'une lentille et d'un prisme en quartz pur placés convenablement. L'examen comparatif des spectres obtenus montre avec une netteté absolue que :

1° Le verre extra blanc du commerce n'arrête pas les rayons ultra-violets.

2° Le cristal de roche taillé parallèlement à l'axe n'arrête pas les rayons ultra-violets.

3° La matière isométrope arrête les rayons ultra-violets presque au même titre que le verre ardoise qui constitue le meilleur verre teinté du commerce.

« Et, conclut le docteur de Bourgon, cette étude scientifique nous a donné l'idée d'appliquer ces faits à la pratique et de prier certaines personnes absolument emmétropes et se livrant à des travaux prolongés de vision rapprochée, d'expérimenter le port des verres Isométropes plans. Bien entendu, pour éviter l'auto-suggestion, nous nous sommes bien gardés de leur dire ce que nous cherchions.

« Personnes intelligentes, instruites, ayant l'habitude de s'observer elles-mêmes, nous les avons priées seulement de bien vouloir noter exactement leurs impressions. Elles ont toutes concordé ; ces personnes ont accusé un soulagement notable dans leur fatigue rétinienne.

« Sans insister davantage sur ce point, pourtant si intéressant en pratique, il est facile d'en comprendre la raison en se reportant à l'action des verres Isométropes annihilant en quelque sorte l'action des rayons ultra-violets, de là, absence de fluorescences des milieux de l'œil et surtout du cristallin, de là, diminution notable de la fatigue de la membrane sensorielle de l'œil. L'expérience, encore

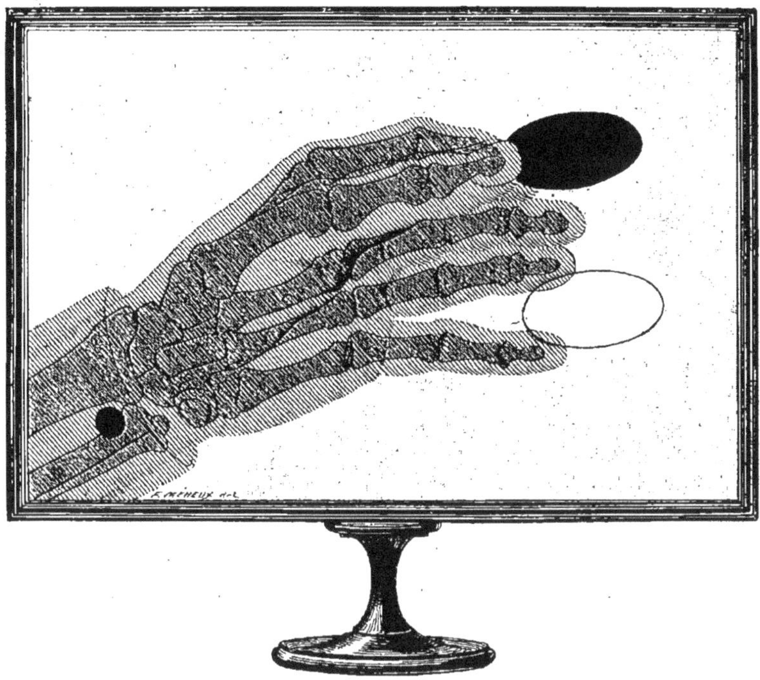

Vue en projection sur un écran fluorescent (nitrate d'urane) d'une main
tenant entre le pouce et l'index, un verre isométrope et entre l'auricu-
laire et l'annulaire un cristal de roche taillé parallèlement à l'axe.

PHOTOGRAPHIE DU SPECTRE SOLAIRE
(RAYONS ULTRA-VIOLETS)

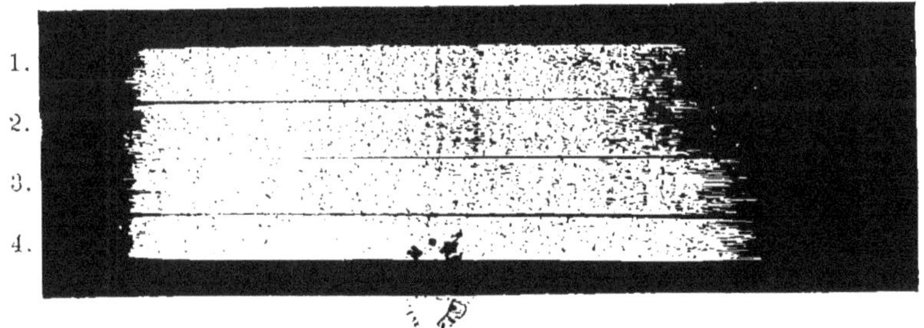

1. Spectre obtenu après le passage des rayons à travers un verre ardoise.
2.   »   »   »   »   »   »   un verre isométrope.
3.   »   »   »   »   »   »   un cristal de roche
    taillé parallèlement à l'axe.
4. Spectre obtenu après le passage des rayons à travers un crown de
    Densité 2.508.

une fois, marche d'accord avec le laboratoire qui nous a permis d'obtenir des résultats aussi intéressants (1). »

Dans une remarquable étude sur le même sujet, le savant docteur Wolffberg, de Breslau, bien connu pour ses nombreux travaux d'ophtalmologie, a dit : «... Or, comme nous savons que par suite de l'ablation opératoire du cristallin, on change non seulement la réfraction de l'œil, mais que l'on diminue aussi sensiblement la protection contre la lumière ultra-violette, il est évident que dans nos ordonnances de lunettes pour cataracte, nous ne devons, à l'avenir, nous servir que de verres isométropes, avec d'autant plus de raison que nous obtenons, avec les verres isométropes, une bien meilleure acuité visuelle qu'avec les verres ordinaires... et je crois pouvoir faire remarquer ici que, par suite de leur propriété à absorber les rayons ultra-violets, les verres isométropes devront être recommandés aussi et surtout dans les cas où l'œil est très exposé à la lumière ultra-violette, par exemple pour les travaux à la lumière électrique ou à la lumière incandescente du gaz... et même à la lumière de la neige ou de la lune dans certaines circonstances... (2) »

Le Prof. Jehin de Prume, président du *New-York optical College,* professeur de physique optique au Collège de Montréal, a dit : « la propriété des verres Isométropes, démontrée par les expériences du Dr de Bourgon de Paris, et du Dr Wolffberg de Breslau, d'écarter les fluorescences des rayons lumineux est une raison certaine de préférer ces verres aux autres, car les fluorescences peuvent être la

---

(1) Dr de Bourgon *Les Verres Isométropes,* p. 117 à 123.
(2) Dr Wolffberg. *Une nouvelle et remarquable qualité des Verres Isométropes,* p. 16 et 17. Traduit de l'allemand. Paris, 1899, Maloine éditeur.

cause, souvent énorme, de bien des affections de la vue (1). »

Enfin, sur cette intéressante question des rayons ultra-violets, nous citerons encore les lignes suivantes extraites d'un article bien étudié qui a paru dans une des plus grandes revues allemandes, *Nord und Süd*, sous la signature du docteur E. Gotschalk, actuellement médecin oculiste à Berlin : « La réaction spéciale contre les rayons ultra-violets comporte en soi la possibilité de désigner les verres isométropes comme lunettes protectrices par excellence, aussi bien pour les myopes que pour les presbytes. Nos yeux sont plus ou moins exposés continuellement aux rayons ultra-violets et à l'éclairage artificiel moderne spécialement incandescent du gaz, de l'alcool, de la lumière électrique supérieur, il est vrai, comme clarté, aux lampes à huile ou à pétrole de nos pères, mais supérieur aussi, hélas, par son abondance en rayons produisant des effets chimiques qu'il convient d'éliminer autant que possible (2). »

-----

(1) Communication de M. le Dr Jehin de Prume, Président du « New-York optical Collège, Professeur de physique optique au Collège de Montréal.

(2) Dr E. Goltschalk, *Nord und Süd*, 23ᵉ Jahrgang Band 91, Heft 273-décembre 1899.

CONCLUSION

Les travaux des éminents savants des différents pays d'Europe, que nous venons de passer en revue, montrent tout de suite que l'apparition des verres Isométropes a été un événement scientifique. Ainsi qu'il fallait s'y attendre, la routine et parfois peut-être d'autres sentiments, si ce n'est d'autres intérêts, se sont montrés, de ci, de là, quelque peu réfractaires. Mais encore les rares détracteurs ont contribué à prouver qu'il s'agissait d'une innovation reposant sur des bases sérieuses, car on ne les a pas vu s'agiter devant les publicités et réclames faites, journellement et depuis de longues années, par des opticiens qui lançaient dans le public des verres de lunettes sous des appellations plus ou moins sonores, toujours très prometteurs de résultats merveilleux, et qui n'étaient en réalité que des verres vulgaires autrement baptisés.

On peut donc en induire que les dissertations scientifiques auxquelles les verres Isométropes ont donné lieu sont l'attestation évidente, éclatante et incontestable de leur fondement sérieux et scientifique. Et sans vouloir exagérer l'importance d'un progrès oculistique, ni le porter au rang des grandes découvertes de ces dernières années, il sera bien permis de rappeler ici que ni les Pasteur, ni les Koch, ni bien d'autres n'ont été nullement à l'abri de critiques amères, regrettées aujourd'hui sans doute par leurs auteurs.

Cependant, cherchons à déduire pratiquement ce qui ressort de l'étude des documents scientifiques que nous avons analysés plus haut :

Les verres Isométropes se présentent avec les avantages suivants :

1° Clarté

Chacun, pensons-nous, se rend compte qu'un verre plus clair, plus limpide, plus transparent qu'un autre, lui est préférable. Et même ne serait-il qu'un peu plus transparent, — ce qui n'est pas le cas des verres Isométropes qui le sont beaucoup plus — cela joue parfaitement un rôle. On n'a pour s'en rendre compte qu'à souffler légèrement sur un verre de façon à le recouvrir d'une buée aussi imperceptible qu'on voudra, ou le teinter aussi légèrement qu'on le puisse, et l'on s'apercevra bien vite que la vision n'est plus la même. Mais à quoi bon insister, tout le monde sait que plus il fait clair, plus on voit clair, et que l'on voit de moins en moins bien au fur et à mesure qu'on superpose devant ses yeux des voiles si minces soient-ils.

Homogénéité

Pourquoi n'aurait-on pas devant ses yeux la matière la plus pure, la plus affinée qui puisse exister ?

Pourquoi quand on a renoncé aux verres à vitres pour les usages ordinaires, tels que fenêtres d'appartement, étalages de magasin, les emploierait-on encore pour le service d'un des organes les plus précieux, les yeux ? Mais, dira-t-on, il y a le cristal de roche. C'est vrai, mais on sait qu'outre ses propriétés calorifiques contraires à l'hygiène des yeux, le cristal de roche se clive dans l'axe comme le diamant ; de là, presque impossibilité d'avoir deux verres dont les axes soient au même point de la sphère... C'est pour cela, au reste, que les ordonnances médicales émanant des bons ophtalmologistes ne prescrivent jamais le cristal de roche.

D'autres disent : « Mais ces stries, ces filandres qui, d'après les savants, brisent les rayons, déforment les images, je ne les vois pas en regardant à travers un verre ordinaire. » C'est exact, mais elles n'en existent pas moins : c'est à peu près la même chose quand on considère de l'eau distillée exempte de microbes à côté de l'eau ordinaire qui, en renfermant par millions, est appelée, dans un temps plus ou moins long, à provoquer des maladies dans les organes influencés par cette eau.

Au surplus, dans les verres, la question se pose encore plus facilement, car si une faible épaisseur ne laisse pas apercevoir les stries et les filandres, un morceau d'un certain volume les montre par paquets, par *tignasses*, comme a dit un auteur (1). C'est ce qui n'existe à aucun degré dans une masse de verre Isométrope de quelque épaisseur fût-elle.

3° Courbures moins fortes

Ce qui fatigue le plus nos yeux, c'est de regarder à travers des lentilles ; et plus les lentilles sont fortes, comme par exemple dans certaines loupes, plus vite nous sommes fatigués.

Ce qui ne nous impose point de fatigue, c'est de regarder à travers un plan, autrement dit par les fenêtres de nos maisons.

L'idéal serait donc que les yeux pussent s'accomoder tous, myopes ou presbytes, de verres plans ; mais comme cela est impossible, il est bien évident que plus les len-

(1) *Bulletin trimestriel de la Société Astronomique de France, La Fabrication des Grands Objectifs d'Astronomie*, par M. Mantois, Paris 1894.

tilles ou verres de lunettes nécessaires se rapprocheront du plan, c'est-à-dire auront des courbures moindres, et plus elles se rapprocheront de l'idéal.

Or, les verres Isométropes ont sur les autres verres un avantage de 8 pour cent, selon les moins enthousiastes, de 10 pour cent en réalité.

En d'autres termes, on obtient avec les verres Isométropes, pour tous les cas de myopie ou de presbytie, soit un douzième, soit un dixième de fatigue en moins, par le fait des courbures.

Si l'on veut bien additionner ce que produit, à la fin d'une existence, un douzième ou un dixième de fatigue en moins par journée, on arrivera à un total qui n'est certainement pas négligeable, surtout quand il s'agit de la conservation d'un organe aussi précieux que celui de la vue.

4° Elimination des fluorescences nuisibles à la vue.

Les études savantes que nous avons analysées ayant démontré que tout corps, tout rayon lumineux, contient des fluorescences nuisibles, que principalement les sources lumineuses actuelles, lumière électrique, gaz perfectionné, en projettent des quantités, comment ne pas préférer les verres isométropes qui, seuls, parmi les verres de lunettes, protègent les yeux contre ces agents dangereux dont les effets peuvent se traduire à la longue par des perturbations diverses de la vue ?

Nouveaux perfectionnements

Depuis que les savants se sont occupés des verres Isométropes, de nouveaux perfectionnements ont été apportés dans leur fabrication.

Ce sont les suivants :

La dureté de ces verres est devenue maintenant égale à celle des verres les plus durs du commerce.

Et la limpidité s'est encore augmentée.

Il restait à nous assurer que ces perfectionnements n'avaient rien enlevé aux verres Isométropes des qualités reconnues, dans le principe, par les éminents praticiens dont nous avons résumé les travaux :

La *dureté* est un fait et non une théorie. Quiconque peut s'assurer de la dureté d'un corps par la meule, la lime, ou le frottement par l'usage. C'est l'expérience que nous avons faite pour les verres Isométropes, ce que chacun peut répéter après nous.

La *limpidité* ou la *clarté* relative sont visibles, sans démonstration, par comparaison. Il n'y a donc qu'à placer sur une surface bien blanche un verre Isométrope à côté d'un verre ordinaire.

L'*homogénéité* s'aperçoit à l'œil nu, comme nous l'avons dit, dans un morceau de matière d'une certaine épaisseur.

Il fallait, pour être complet, s'assurer, par le travail de laboratoire, que la nouvelle matière Isométrope n'avait rien perdu de ses propriétés d'élimination des fluorescences. Nous avons fait l'expérience dont nous donnons les résultats sur la planche ci-contre :

Nous avons soumis à l'action des rayons Rœntgen :

1° Le verre Isométrope :

2° Le verre ordinaire ;

3° Le quartz pur ;

4° Une plaquette aluminium de 3 m/m d'épaisseur ;

Et le cliché, dont nous donnons une épreuve négative, apporte la preuve formelle que la nouvelle matière Isométrope, non seulement arrête les rayons X, tandis que tous les verres les laissent passer, mais encore les arrête même plus qu'une plaque d'aluminium de 3 m/m d'épaisseur.

Ainsi se trouve démontré que subsistent, au profit des verres Isométropes, les avantages considérables résultant des travaux techniques des savants des différents pays dont nous avons étudié les ouvrages dans cet ouvrage.

de quartz superposées jusqu'à l'épaisseur de 12 millimètres. — 2. *Verres Isométropes*
2 millimètres 1 2. — 3. Cristal de quartz de 10 millimètres. — 4. Pièce en aluminium
aisseur 5 m m. — 5. Prisme d'aluminium, épaisseur allant de 2 à 6 millimètres 1 2.

PARIS

IMPRIMERIE DE LA SORBONNE

21 — RUE CUJAS — 21